BEI GRIN MACHT SICH IHR WISSEN BEZAHLT

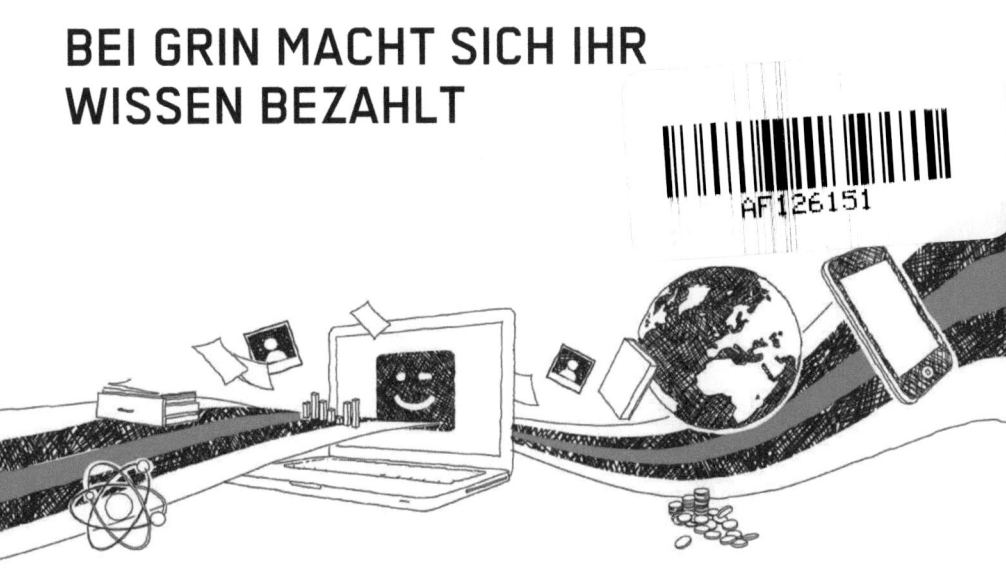

AF126151

- Wir veröffentlichen Ihre Hausarbeit,
  Bachelor- und Masterarbeit

- Ihr eigenes eBook und Buch -
  weltweit in allen wichtigen Shops

- Verdienen Sie an jedem Verkauf

**Jetzt bei www.GRIN.com hochladen
und kostenlos publizieren**

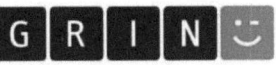

Adipositas und Diätmethoden. Beurteilung der LOGI-Methode

C. Scharhag

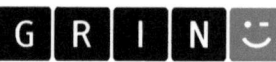

Bibliografische Information der Deutschen Nationalbibliothek:

Die Deutsche Nationalbibliothek verzeichnet diese Publikation in der Deutschen Nationalbibliografie; detaillierte bibliografische Daten sind im Internet über http://dnb.d-nb.de abrufbar.

ISBN: 9783346630780
Dieses Buch ist auch als E-Book erhältlich.

© GRIN Publishing GmbH
Nymphenburger Straße 86
80636 München

Alle Rechte vorbehalten

Druck und Bindung: Books on Demand GmbH, Norderstedt Germany
Gedruckt auf säurefreiem Papier aus verantwortungsvollen Quellen

Das vorliegende Werk wurde sorgfältig erarbeitet. Dennoch übernehmen Autoren und Verlag für die Richtigkeit von Angaben, Hinweisen, Links und Ratschlägen sowie eventuelle Druckfehler keine Haftung.

Das Buch bei GRIN: https://www.grin.com/document/1191103

II. Abkürzungsverzeichnis

III. Abbildungsverzeichnis

1. Einleitung

Übergewicht und Adipositas stellen eines der gravierendsten gesundheitlichen Probleme in Industrieländern da. Viele Betroffene leiden nicht nur unter sozialer Ausgrenzung, sondern auch unter Beeinträchtigungen im Alltag und gesundheitlichen Begleiterkrankungen. Oft liegt die Indikation zur Behandlung vor, weshalb ein riesiger Markt an verschiedenen Gewichtsreduktionsprogrammen besteht, der kontinuierlich wächst. Viele dieser Diäten versprechen schnelle Erfolge, um Menschen mit hohem Leidensdruck von ihren Methoden zu überzeugen. Nicht zuletzt wird dabei meist aus wirtschaftlichem Interesse gehandelt, während die NS-Zusammensetzungen teils fraglich sind und wissenschaftliche Evidenzen häufig fehlen. Für Betroffene ist es deshalb meist schwierig die zahlreichen Angebote bzgl. ihrer Seriosität einzuschätzen und auch die Beurteilung aus ernährungswissenschaftlicher Sicht ist keine triviale Aufgabe. (Eichhorn, Holzapfel 2015 S.54ff)

Anhand dieser konkreten Fallstudie, in der eine Patientin um die Beurteilung der sogenannten LOGI-Methode bittet, soll die Komplexität dieser Aufgabe verdeutlicht werden. Das Ziel dabei ist es darzustellen, anhand welcher Kriterien die Qualität von Diätmethoden im Allgemeinen beurteilt werden kann und welche weiteren Aspekte im Zuge individueller Empfehlungen berücksichtigt werden sollten.

Um Sachverhalte im späteren Verlauf der Bewertung besser nachvollziehen zu können wird die LOGI-Diät zunächst eingeordnet und in ihren wesentlichen Grundprinzipien dargestellt. Anschließend werden die grundlegenden Mechanismen beschrieben, die im Sinne der LOGI-Methode für den Gewichtsverlust verantwortlich sind. Um die Bedeutung der Bewertungskriterien nachvollziehbar darzustellen, werden diese zunächst allgemein erläutert, um sie anschließend speziell auf die LOGI-Diät anzuwenden. Hierbei werden auch die gesundheitlichen Gegebenheiten und persönlichen Vorstellungen der Patientin berücksichtigt, welche eine individuelle Bewertung ausschlaggebend beeinflussen. Abschließend wird eine alternative Ernährungsform empfohlen, die sowohl ein hohes Maß an Flexibilität bietet als auch wissenschaftlichen Empfehlungen entspricht.

2. Die LOGI-Methode

Die LOGI-Methode ist eine von Nicolai Worm entwickelte Ernährungsform, die u.a. auf der Reduktion des KH-Anteils basiert. Die Energieverteilung entspricht dabei etwa 20 % KH, 40-50 % Fett und 25 % Proteine. (Heilmeyer 2008, S.20) Sie stellt also eine Form der LC-Diäten dar, die sich alle durch einen erhöhten Fett- und Proteinanteil, bei zugleich erniedrigtem Anteil an KH auszeichnen. (Küpper 2011, S.488)

LOGI stand ursprünglich für "Low Glycemic Index", was im Umkehrschluss bedeutet, dass eine Kostform mit möglichst niedrigem GI[1] anzustreben ist. Da jedoch das eigentliche Ziel dieser Diät darin besteht, die postprandiale Blutzucker- und Insulinkonzentration zu senken und dies nicht nur durch eine Minderung des GI, sondern v.a. auch durch die Verringerung des Anteils an KH insgesamt, also der GL[2] erreicht wird, wurde der Begriff LOGI nach Worm durch "Low Glycemic and Insulinemic Diet" neu besetzt. (Heilmeyer 2008, S.20) In diesem Punkt grenzt sich die LOGI-Methode von anderen Formen der LGIT-Diäten ab, die sich zwar auch darauf fokussieren, LM mit möglichst niedrigem GI zu bevorzugen, die GL als weiteren Faktor jedoch vernachlässigen. (Gonder et al. 2019, S.113) Ein weiterer Unterschied zu anderen Varianten besteht darin, dass die Auswahl der Fette nach bestimmten Kriterien erfolgt. Der Anteil gesättigter FS wird zugunsten einfach und mehrfach ungesättigter FS verringert. Hierdurch soll die Qualität der Fette verbessert, und eine intensivere Fettverbrennung gewährleistet werden. (Höfler, Sprengart 2012, S.370f)

Zusammenfassend lässt sich also festhalten, dass sowohl die Qualität der KH im Sinne eines niedrigen GI als auch die Reduktion des Anteils an KH insgesamt, Basis dieser Methode sind. Eine primäre Rolle spielen also nicht die Energiegehalte der LM, sondern deren Auswirkung auf den SW, worauf im weiteren Verlauf näher eingegangen wird. (Küpper 2011, S.491)

2.1 Ablauf der Diät

Als Grundlage für die tägliche Lebensmittelauswahl dient die LOGI-Pyramide (Abb. 1), welche Ende der 90er Jahre von Prof. David Ludwig an der Harvard Universität vorgestellt wurde. (Heilmeyer 2008, S.20) Die NM wurden dabei unter Berücksichtigung des GI 4 unterschiedlichen Stufen zugeordnet. (Groeneveld 2004, S.310)

Die Basis bilden LM mit geringer Blutzuckerwirkung. Dazu zählt stärkearmes, ballaststoffreiches Gemüse, Pilze sowie 2 Portionen Obst am Tag. Weniger süßes Obst gilt es zu bevorzugen, da so ein

---

[1] „Der GI ist definiert als die relative Fläche unter der Zwei-Stunden-Blutzuckerkurve nach Aufnahme von 50g KH eines LM im Vergleich zur gleichen Menge reiner Glucose. Die blutzuckererhöhende Wirkung von 50g Glucose wird gleich 100 % (GI=100) gesetzt. Ein hoher GI bedeutet, dass ein LM rasche und starke Blutzuckersteigerungen und Insulinausschüttungen hervorruft." (Küpper 2011, S.488)
[2] „Die GL bezieht auch die Kohlenhydratmenge einer Verzehrportion mit ein." (Küpper 2011, S.488)

geringerer Anstieg des GI erreicht wird. (Küpper 2011, S.491) Zu den Obstsorten, die auf Grund ihres hohen Zuckergehaltes seltener verzehrt werden sollten, zählen bspw. Bananen und Trockenfrüchte. (Höfler, Sprengart 2012, S.371) Für die Zubereitung eignen sich Öle, mit günstigem FS-Muster wie Oliven- oder Rapsöl. Pflanzliche und tierische Proteinlieferanten, die ebenfalls eine geringe Blutzuckerwirkung aufweisen, bilden die 2. Stufe der Pyramide. Fettarmes, qualitativ hochwertiges Fleisch wie z.B. Geflügel sollte dabei priorisiert werden.

Anmerkung der Redaktion: Abbildung wurde aus urheberrechtlichen Gründen entfernt.

Abbildung 1: Die LOGI-Pyramide

Auch Fisch, Hülsenfrüchte, Milchprodukte, Eier und Nüsse gelten als geeignete Proteinquellen. Jede Mahlzeit sollte mind. zu einem Teil auch aus LM dieser Kategorie bestehen. Produkte mit stärkerer Wirkung auf den Blutzuckerspiegel, welche die 3. Stufe der Pyramide abbilden, sind dagegen in Maßen zu verzehren. Dazu zählen bspw. Vollkornprodukte, Reis, oder Kartoffeln. (Küpper 2011, S.491) Obwohl diese LM zwar nur einen mittleren GI besitzen, weisen sie aufgrund ihres verhältnismäßig hohen Anteils an KH eine große GL auf und sind deshalb trotzdem zu vermeiden. (Strohm 2013, S.26ff) Weißbrot, Gebäck, gezuckerte Getränke und Süßwaren bilden die Spitze der Pyramide und sind ausschließlich für den seltenen Verzehr geeignet. (Küpper 2011, S.491)

2.2 Mechanismen des Gewichtsverlusts

Hinsichtlich der Grundprinzipien, auf denen die Gewichtsreduktion basiert, sind ketogene Diäten insofern nochmals von LC-Diäten abzugrenzen, als dass durch die Verteilung der Makronährstoffe eine ketogene SW-Lage provoziert wird. Um diesen Mechanismus einzuleiten, wird der Anteil an KH auf lediglich 4-20 % der Gesamtenergie begrenzt. (Kerschbaum et al. 2020, S.274) Als Form der LGIT-Diäten und mit einem KH-Anteil von ca. 20 %, wird also auch die LOGI-Methode als ketogene Ernährungsform eingestuft. (Heilmeyer 2008, S.20)

Durch den weitgehenden Verzicht kohlenhydratreicher LM, fehlt es dem Körper an Glucose. Da dieses Substrat als primäre Energiequelle nicht mehr zur Verfügung steht, muss der Organismus auf eine alternative Form der Energiegewinnung zurückgreifen. Als Ersatz dienen dabei FS, die zum einen aus dem Fettgewebe und zum anderen aus der exogenen Zufuhr stammen. Die FS gelangen über den Blutstrom zur Leber, wo sie durch ß-Oxidation zu Acetyl-CoA abgebaut werden. (Stocker et al. 2019, S.541ff) Acetyl-CoA kann über die Bindung an Oxalacetat in den CZ eingeschleust, und folglich über die Atmungskette in Energie umgewandelt werden. In dieser Situation übersteigt die Verfügbarkeit des Acetyl-CoA die des Oxalacetats allerdings bei weitem, weshalb es in der Leber zu dem KK Acetacetat umgewandelt wird. (Höller et al. 2020, o.S.) Aus diesem entstehen β-HB und Aceton als weitere KK. Da die Leber selbst nicht dazu fähig ist, diese Produkte abzubauen, werden sie in das Blut abgegeben. Während Aceton größtenteils abgeatmet wird, dienen Acetacetat und β-HB zahlreichen extra hepatischen Geweben als Energielieferant. (Stocker et al. 2019, S.542f) Die gesteigerte Produktion der KK ist also die Reaktion der Leberzelle auf das erhöhte Angebot an FS.

Bzgl. der Frage, welche Rolle dieser Mechanismus nun hinsichtlich des Gewichtsverlusts spielt, gibt es verschiedene Erklärungsansätze. (Stocker et al. 2019, S.544) Einige Wissenschaftler gehen bspw. davon aus, dass die Gewichtsreduktion lediglich das Resultat einer reduzierten Kalorienzufuhr darstellt, welche durch den hohen Sättigungseffekt der Proteine zu begründen ist. Dieser Ansicht nach würde der SW dabei keine Rolle spielen.

Eine weitere Erklärung lautet, dass die Ketose appetitmindernd wirkt. Evidenzen unterstützen nämlich die Annahme, dass von den KK eine direkte, sättigende Wirkung ausgeht. Außerdem modifizieren sie das Level bestimmter Hormone, wie bspw. Ghrelin und Leptin, die ebenfalls einen Einfluss auf das Hungergefühl haben.

Da eingelagerte FS im Zuge der Ketose als Energiesubstrat dienen und folglich mobilisiert werden müssen, kommt es außerdem zu einer gesteigerten Lipolyse, wodurch der Fettabbau angetrieben wird. (Paoli et al. 2013, o.S.)

Abgesehen von dem Prinzip der Ketose, soll die Gewichtsreduktion speziell im Sinne der LOGI-Diät, auch durch die Berücksichtigung des GI und der GL gefördert werden. Das Ziel ist es, den Anstieg der Insulin- und Glucosekonzentration im Blut zu minimieren, um so den Zugang zu gespeicherter Energie zu verbessern, das Hungergefühl zu mindern und auf diese Weise den Gewichtsverlust zu fördern. Ob und inwiefern sich der GI und die GL tatsächlich auf eine Gewichtsreduktion auswirken ist jedoch bisher noch unklar. (DAG 2018, S.59)

3. Allgemeine Kriterien für die Bewertung von Diäten

Um neuartige Diätmethoden aus ernährungswissenschaftlicher Sicht beurteilen zu können, dienen bestimmte Schlüsselkriterien, die im Folgenden erläutert werden.

Eignung als Langzeittherapie: Da Essgewohnheiten jahrelang geprägt sind, erfordern Eingriffe in diese Strukturen ein hohes Maß an Verantwortung. Alle Veränderungen müssen deshalb bewusst erfolgen und langfristig praktizierbar sein. Wichtig ist dabei v.a. der Nachhaltigkeitswert, weswegen z.B. Crash Diäten als geeignete Methode ausscheiden. (Höfler, Sprengart 2012, S.344) Um einen langfristigen Erfolg zu gewährleisten, sollte das Ziel also eine dauerhafte Ernährungsumstellung sein, die mit den Vorstellungen des Patienten harmoniert. (Holzapfel, Eichhorn 2015, S.54)

Ernährungsphysiologische Ausgewogenheit: Um eine ernährungsphysiologisch ausgewogene, und damit gesundheitlich unbedenkliche Ernährung zu gewährleisten, muss eine ausreichende Versorgung des Organismus mit Makro- und Mikronährstoffen sichergestellt werden. Mit Diäten, die eine Gesamtenergiezufuhr von 1200 kcal pro Tag unterschreiten, ist die Umsetzung dieses zentralen Ziels bspw. nicht möglich. (Höfler, Sprengart 2012, S.344ff) Auch extrem einseitige Ernährungsweisen können zu einem Nährstoffmangel führen.

Abwechslungsreiche Nahrungsmittelwahl: Eine abwechslungsreiche Ernährungsweise erleichtert nicht nur die nötige NS-Versorgung, sondern gewährleistet auch geschmackliche und Vielfalt, wodurch es den Anwendern leichter fällt die Diät anzunehmen und dauerhaft umzusetzen. Die Ausschöpfung der gesamten Variationsbreite an LM sollte in einer Diät deshalb gewährleistet sein.

Hoher Sättigungseffekt: Mahlzeiten mit hohem Sättigungseffekt wirken sich positiv auf den Erfolg der Diät aus. Dieser ist u.a. abhängig von dem Nahrungsvolumen, sowie der Struktur der LM. Besonders appetitmindernd ist z.B. Gemüse, Obst, ballaststoffreiches Getreide und v.a. Rohkost. Ein hoher BS-, und Wasseranteil gewährleistet eine gleichzeitig niedrige Energiedichte.

Kontinuierliche Gewichtsreduktion: Es sollte ein konstanter Gewichtsverlust von durchschnittlich 0,5-1 kg pro Woche bzw. 1-2 kg pro Monat intendiert werden. Dies gilt als realistische Basis für das kurz-, mittel- und langfristige Therapieziel. Zu berücksichtigen ist allerdings, dass die Gewichtsreduktion nicht durchgehend linear verläuft. Zwischenzeitliche Stagnationen, sowie ein etwas größerer Gewichtsverlust zu Beginn der Therapie sind bspw. durchaus üblich.

Abgestimmt auf die Lebenssituation: Die Gestaltung der Mahlzeiten muss einerseits alltagsgerecht sein und sollte zudem von allen Familienmitgliedern akzeptiert werden. Ernähren sich weitere Familienangehörige nach alten Gewohnheiten hat dies nämlich nicht nur einen demotivierenden Effekt, eine separate Zubereitung der Mahlzeiten ist auch sehr zeitaufwendig. Die Alltagstauglichkeit hängt demnach also sowohl von praktischen als auch psychologischen Faktoren ab. (Höfler, Sprengart 2012, S.346f) Studien belegen z.B., dass die Einbeziehung des näheren Umfelds der Patienten die Kurz- und Langzeitcompliance deutlich verbessert. (Kister, Korczak 2013, S.17)

Bewährt für viele Anlässe: Im alltäglichen Leben existieren zahlreiche Anlässe, die mit Essen verbunden sind. Dazu gehören bspw. Restaurantbesuche, Feste oder Mahlzeiten im Urlaub. Hierbei ist es wichtig, dass die entsprechende Diät flexible Lösungen bietet. Ideal wäre es z.B., wenn die Speisenwahl bei Restaurantbesuchen ohne Kompromisse stattfinden kann. Andernfalls entstehen z.B.

Situationen, in denen das Gefühl hervorgerufen wird, sich rechtfertigen zu müssen. Da dies für Betroffene eine große Belastung darstellen kann, ist die Einschränkung der Sozialkontakte eine mögliche Folge. Aufgrund dessen, dass dies jedoch keinesfalls das Ziel einer Diät darstellt, sollte die Teilnahme am gesellschaftlichen Leben bedingungslos möglich sein.

Motivation für dauerhafte Lebensstiländerung: Neben einer erfolgreichen Gewichtsreduktion ist v.a. die langfristige Stabilisierung von Bedeutung. Kehren Betroffene nach kurzer Zeit wieder zu alten Essgewohnheiten zurück, ist die Gefahr einer erneuten Gewichtszunahme sehr hoch. Oft wird durch einen Jojo-Effekt das ursprüngliche Ausgangsgewicht sogar übertroffen. (Höfler, Sprengart 2011, S.346f) Professionelle Konzepte beinhalten deshalb verschiedene Phasen, die zwischen initialem Gewichtsverlust und langfristiger Gewichtsstabilisierung unterscheiden. (Ellrott 2013, S.49)

Kosten: Ein Großteil vielversprechender Gewichtsreduktionsprogramme handelt primär aus wirtschaftlichem Interesse, weshalb die Teilnahme oft mit zusätzlichen Kosten verbunden ist. Anbieter vermarkten dann bspw. Nahrungsergänzungsmittel, Trainingsgeräte o.ä., die den schnellen Erfolg versprechen. Diesbezüglich sollte jedoch kein Kostenmehraufwand entstehen

Abgesehen von den genannten Kriterien ist es außerdem notwendig, realistische Therapieziele zu erarbeiten, welche sich an der individuellen Situation des Betroffenen orientieren. Bei der Wahl der entsprechenden Methode müssen zudem die Wünsche und der gesundheitliche Zustand der Patienten berücksichtigt werden. Die Basis bildet deshalb eine ausführliche Anamnese, welche zu Beginn der Therapie durchgeführt werden sollte. (Höfler, Sprengart 2012, S.346f)

4. Beurteilung der LOGI-Methode

Da sich Frau K. gesünder ernähren will und dabei ein paar Kilo abnehmen möchte, stellt sie sich in der Praxis vor und bittet um die Bewertung der LOGI-Methode. Bevor eine individuelle Beurteilung stattfinden kann, sollten die Informationen aus dem Anamnesegespräch gedeutet werden. Folgende Daten sind bekannt:

- 66 J
- BMI = 31 kg/m2
- Blutwerte im Normbereich
- keine gesundheitlichen Beschwerden
- sportlich aktiv (Walking, Radfahren)

Um eine geeignete Therapie für die Behandlung von Übergewicht und Adipositas zu wählen, hat die DAG in ihren Leitlinien Methoden für die Entscheidungsfindung entwickelt. Für die Planung spielt dabei zunächst der BMI, sowie ggf. vorliegende Risikofaktoren und/oder Komorbiditäten eine Rolle. Eine dauerhafte Gewichtsreduktion ist dann zu induzieren, wenn:

- BMI ≥ 30, oder

- BMI > 25 + Risikofaktor bzw. Komorbiditäten, oder Taillenumfang w: ≥ 80 cm, m: ≥ 94 cm

Da im Zuge des Check-Ups keine pathologischen Ergebnisse festgestellt wurden, scheinen Komorbiditäten in diesem Fall nicht vorhanden zu sein. Ob es bzgl. der Familienanamnese, oder des viszeralen Fettanteils individuelle Risikofaktoren gibt, ist nicht bekannt. Da die Klientin jedoch einen BMI über 30 kg/m² aufweist, ist ohnehin eine dauerhafte Gewichtsreduktion um 5-10 % anzustreben. Als Maßnahme dient ein Basisprogramm, bestehend aus Ernährungs-, Bewegungs- und Verhaltenstherapie. (Höfler, Sprengart 2012, S.346ff) Ob sich die LOGI-Diät als Teil des Basisprogramms eignet, wird im Folgenden anhand der Kriterien und damit einhergehend in Zusammenhang mit individuellen Gegebenheiten der Patientin beurteilt.

Eignung als Langzeittherapie: Die LOGI-Methode soll keine kurzzeitige Therapieform darstellen, sondern will sich als eine Strategie der Dauerernährung verstanden wissen. (Küpper 2011, S.488) Obwohl diese Diätmethode also durchaus als Langzeittherapie gedacht ist, gibt es im Hinblick auf die Eignung als solche eine Vielzahl an Faktoren zu berücksichtigen.

Da eine Diät bspw. nur dann langfristig anwendbar ist, wenn sie sich mit den Vorstellungen des Betroffenen vereinbaren lässt, wäre es an dieser Stelle hilfreich Informationen über die Essgewohnheiten der Patientin mit einzubeziehen, welche üblicherweise aus der Ernährungsanamnese hervorgehen. Betrachtet man eine Statistik des BMEL ist der Fisch-, Fleisch- und Wurstverzehr von Männern im Schnitt signifikant höher als der von Frauen. (BMEL 2018, S.12) Wird diesbezüglich beispielhaft auf die Klientin rückgeschlossen, könnte sich die Umsetzung langfristig eher schwierig gestalten, da tierische Produkte einen bedeutenden Anteil der täglichen Proteinmenge decken sollten. Auch viele herkömmliche Speisekombinationen im Sinne der noch häufig praktizierten Hausmannskost sind eingeschränkt. Fleisch- und Fischliebhaber profitieren dagegen von der Methode, sofern sie sich auf die Fettmodifikation einlassen können. (Höfler, Sprengart 2011, S.372) Unabhängig von individuellen Vorstellungen sind LC-Diäten allgemein nicht frei von möglichen Nebenwirkungen wie z.B. Hypercholesterinämie, Nierensteinen, Pankreatitis oder gastrointestinalen Symptomen. (Kerschbaum et al. 2020, S.276) Auch aufgrund bisher noch ungeklärter Langzeitrisiken sind ketogene Diäten als dauerhafte Ernährungsform generell nicht zu empfehlen. (Holzapfel, Eichhorn 2013, S.48/ Stocker et al. 2019, S.544)

Ernährungsphysiologische Ausgewogenheit: Wie bereits erwähnt gilt die Mindestzufuhr von 1200 kcal/Tag als grundlegende Voraussetzung dafür, eine ausgewogene Ernährung überhaupt gewährleisten zu können. (Höfler, Sprengart 2012, S. 344) Da im Zuge der LOGI-Diät keine strikte Kalorienrestriktion erfolgt, scheint das Unterschreiten dieser Menge höchst unwahrscheinlich.

In Anbetracht der Nährstoffempfehlungen setzt die Methode zwar positive Impulse durch die günstige Zusammensetzung der FS und den hohen Verzehr an Gemüse und Obst, allerdings steht die begrenzte Zufuhr von Getreide- insb. Vollkornprodukten im Gegensatz zu wissenschaftlichen Empfehlungen. Die WHO wertet Vollkornprodukte als Bestandteil einer gesundheitserhaltenden Kost. Zudem weist eine Leitlinie der DGE darauf hin, dass die Getreideballaststoffzufuhr mit überzeugender Evidenz zur Risikominderung ernährungsmitbedingter Krankheiten beiträgt. Folglich lassen sich primärpräventive Effekte durch eine eingeschränkte Zufuhr an Vollkornprodukten nicht vollständig ausschöpfen. Eine Unterschreitung der KH gilt laut DGE generell nur dann als vertretbar, wenn Getreideballaststoffe wesentlich zur Deckung der Gesamtballaststoffzufuhr beitragen. Da im Zuge der LOGI-Diät jedoch weitgehend auf Getreide verzichtet wird, besteht diesbezüglich keine Übereinstimmung. (Küpper 2011, S.493ff)

Zahlreiche Studien belegen zudem, dass eine verringerte Zufuhr an Mikronährstoffen als Folge kohlenhydratreduzierter Diäten nicht unüblich ist. Wissenschaftler führten bspw. eine Analyse, bestehend aus den Daten 10 unterschiedlicher Studien durch. Der KH-Anteil lag dabei zwischen 4 und 34 % an der Gesamtenergie, was vergleichbar mit dem Anteil der LOGI-Methode ist. Bei allen Teilnehmern konnte schließlich eine verringerte Aufnahme von Thiamin, Folsäure, Magnesium, Eisen, und Kalzium festgestellt werden. (Churuangsuk et al. 2019, o.S.) Diese essenziellen NS sind u.a. in Getreideprodukten enthalten, weshalb sich der Mangel auf die unzureichende Zufuhr dieser Produkte zurückführen lässt. (DGE 2019, o.S.) Die veränderte Zusammensetzung der Makronährstoffe im Sinne der LOGI-Diät, kann eine ernährungsphysiologische Ausgewogenheit also beeinträchtigen.

Abwechslungsreiche Nahrungsmittelauswahl: Die volle Variationsbreite an LM gewährleistet sowohl geschmackliche und sensorische Vielfalt als auch eine ausreichende Versorgung mit Vitaminen. Dieser Aspekt ist also eng mit den vorherigen Kriterien verknüpft. Ist eine Ernährung nämlich sehr einseitig, sinkt die Bereitschaft einer langfristigen Umsetzung und gleichzeitig die Möglichkeit einer angemessenen NS-Versorgung. Wie bereits erwähnt, ist die Vielfalt der LM bei LC-Diäten im Allgemeinen beschränkt. Da jedoch die LOGI-Diät mit immerhin 20 % Anteil an KH eine eher weniger strikte Form darstellt, ist eine gewisse Abwechslung trotzdem geboten.

Hoher Sättigungseffekt: Die LOGI-Methode wird mit dem Versprechen angepriesen, dass Betroffene nicht hungern müssen. Tatsächlich kommen Studien zu dem Ergebnis, dass LC-Diäten allgemein appetitmindernd wirken. (Johnstone et al. 2008, S.44ff) Auf welchen Faktoren der gesteigerte Sättigungseffekt beruht, wurde bereits erläutert.

Da ein gesteigertes Hungergefühl während Gewichtsreduktionsprogrammen oft ein Prädikator für Misserfolg ist, kann dieser Aspekt als Vorteil gegenüber anderen Diäten betrachtet werden. (Vogels, Westerterp-Plantenga 2005, S.21ff)

Kontinuierliche Gewichtsreduktion: Da im Zuge des Verlusts von Körpergewicht auch der Energiebedarf abnimmt, muss die Kalorienzufuhr entsprechend angepasst werden, um das erzielte Gewicht zu halten und einen Jojo-Effekt zu vermeiden. Ein initial rascher Gewichtsverlust geht v.a. im

Alter mit einem erheblichen Verlust an Muskelmasse einher, weshalb ein langsamer und gleichmä-ßiger Verlauf nachweislich effektiver ist. (Eichhorn, Holzapfel 2015, S. 58) Da im Rahmen der LOGI-Diät keine Kalorien gezählt werden, lässt sich die Kontinuität der Gewichtsreduktion kaum kontrol-lieren. Diesbezüglich wäre es sinnvoller eine Methode zu wählen, welche eine Anpassung des Ka-lorienbedarfs vorsieht und somit einen gleichmäßigen Verlauf gewährleistet.

Die unten aufgeführte Abbildung, stellt den unterschiedlichen Verlauf der Gewichtsreduktionen bzgl. LC und LF-Diäten im Allgemeinen dar. Dabei wird ein initial leicht größerer Gewichtsverlust der LC-Diäten deutlich, 12 Monate später ist jedoch kaum noch ein Unterschied zu erkennen. Nach 2 Jahren wird durch LF-Diäten im Schnitt sogar ein größerer Gewichtsverlust erzielt. (Foster et al. 2010, o.S.) Hinsichtlich des kontinuierlichen Verlaufs und des längerfristigen Erfolgs scheinen LF-Diäten bes-sere Ergebnisse zu liefern.

Anmerkung der Redaktion: Abbildung wurde aus urheberrechtlichen
Gründen entfernt.

Abbildung 2: Gewichtsverlauf über 24 Monate bei LC- und LF-Diäten

Abgestimmt auf die Lebenssituation: Betreffend der Lebenssituation lässt sich aufgrund fehlender Angaben keine abschließende Aussage treffen. In diesem Fall kann jedoch angenommen werden, dass Frau K. entweder allein oder mit ihrem Lebenspartner in einem Haushalt wohnt. Da also ver-mutlich nicht die Wünsche vieler weiterer Familienmitglieder berücksichtigt werden müssen, ist eine separate Zubereitung der Mahlzeiten im Zuge dieser Methode eher unwahrscheinlich. Die Tatsache, dass sie über eine Freundin von der LOGI-Diät erfahren hat und diese damit bereits erfolgreich war, könnte sogar motivierend wirken. Außerdem würde es sich z.B. anbieten, gemeinsam zu kochen. Da die Patientin angibt, sich mehr mit der Ernährung auseinandersetzen zu wollen und außerdem nicht mehr berufstätig ist lässt darauf schließen, dass der Faktor Zeit vermutlich keine Rolle spielt.

Bewährt für viele Anlässe: Trotz der Tatsache, dass die Klientin keinen Beruf mehr ausübt und Geschäftsessen deshalb nicht mehr zu den täglichen Anlässen zählen, zeigt eine Statistik des BMEL vom Jahr 2019, dass Mahlzeiten außer Haus für Rentner ebenso wichtig bleiben. Über die Hälfte der Befragten gibt an, genauso oft auswärts zu essen wie in Zeiten der Berufstätigkeit, 9 % suchen sogar häufiger eine Gaststätte auf. (BMEL 2019, S.14). Da in Restaurants die meisten Speisen zumindest aus einem Anteil an KH bestehen, ist die Auswahl eingeschränkt. (Küpper 2011, S.495) Ob in deutschen Lokalen die Kartoffeln, in der asiatischen Küche der Reis oder beim Italiener die Pasta - überall trifft man auf LM, die es möglichst zu vermeiden gilt. Die Tatsache, dass bei der Speisenwahl zusätzlich auch auf eine möglichst geringe GL, sowie einen GI geachtet werden soll, erschwert die Handhabung zusätzlich. (Fischer, Marquardt, Och 2017, S.488) Welche Relevanz dieses Kriterium allerdings in Bezug auf die Patientin hat, ist letztendlich von der Häufigkeit und Art besuchter Anlässe abhängig.

Motivation für dauerhafte Lebensstiländerung: Hinsichtlich des Langzeiterfolgs im Allgemeinen existieren zahlreiche Studien, welche insgesamt ähnliche Ergebnisse liefern. Bei einer Studie der Universität Göttingen wurden bspw. die Abnehmerfolge 3 unterschiedlicher Diäten getestet, wobei die Aussteigerquote der LC-Diät am höchsten war. (Küpper 2011, S.494) Eine weitere Analyse bestätigt eine vergleichsweise hohe Drop-Out Rate kohlenhydratreduzierter Gewichtsreduktionsprogramme. (Kister, Korczak 2013, S.43)

Weitere Studien kommen zu dem Ergebnis, dass mit LC-Diäten zwar initial ein größerer Gewichtsverlust erreicht werden kann, durch fettreduzierte Diäten jedoch ein längerfristiger Erfolg erzielt wird. (Kister, Korczak 2013, S.100) An dieser Stelle wird deutlich, dass die Bereitschaft einer dauerhaften Lebensstiländerung dieser Form, im Vergleich zu anderen Diätformen geringer ausfällt. Im Falle der LOGI-Methode könnte dies u.a. damit zusammenhängen, dass bspw. nicht zwischen einer Phase des initialen Gewichtsverlustes und einer langfristigen Stabilisierung unterschieden wird. Bzgl. der LC-Diäten im Allgemeinen könnte die eingeschränkte Lebensmittelauswahl eine weitere Ursache darstellen. Da eine Gewichtsreduktion nur dann erfolgreich ist, wenn eine dauerhafte Stabilisierung erfolgt und eine erneute Gewichtszunahme das Ausgangsgewicht in vielen Fällen sogar übertrifft, hat dieses Kriterium einen hohen Stellenwert. In Anbetracht der Datenlage wäre an diesem Punkt also von der LOGI-Methode abzuraten. Jedoch hängt die Bereitschaft dazu, den eigenen Lebensstil dauerhaft zu ändern, auch hier von individuellen Gegebenheiten ab.

Kosten: Auch hinsichtlich der entstehenden Kosten lassen sich einige Schwachpunkte identifizieren. LM wie Fisch und Fleisch machen bspw. einen großen Anteil der Speisen aus. Diese NM sind im Vergleich zu Getreideprodukten teurer, weshalb v.a. auf längere Sicht nicht zu vernachlässigende Kosten entstehen können. Außerdem wirbt die LOGI-Methode mit speziellen Materialien, die wichtige Praxisinformationen und abwechslungsreiche Rezeptideen versprechen. (Küpper 2011, S.495) Da die Zubereitung vieler herkömmlicher Rezepte eingeschränkt ist und bzgl. der praktischen Umsetzung noch wenige Informationen frei zugänglich sind, könnte dies zum Kauf entsprechender Bücher verleiten.

Führt man sich die Eigenschaften der LOGI Methode im Sinne der Bewertungskriterien nochmals vor Augen, gibt es einige negative Aspekte. Obwohl im Vergleich zu anderen ketogenen Diäten eine gewisse Vielfalt an LM gewährleistet wird, ist die Auswahl trotzdem eingeschränkt. Dieser Punkt führt bspw. nicht nur zu strikten Veränderungen des gewohnten Essverhaltens, sondern begünstigt auch eine Mangelversorgung an NS. Auch fehlende Evidenzen, mögliche Nebenwirkungen und unbekannte Langzeitfolgen sprechen gegen die Methode.

Abgesehen von den allgemeinen Kriterien und individuellen Wünschen, sollte die Diät auch in Hinblick auf gesundheitliche Gegebenheiten betrachtet werden. Diesbezüglich ist unbedingt auch eine Beleuchtung absoluter Kontraindikationen der ketogenen Diäten erforderlich, da diese teils zu lebensgefährlichen Stoffwechselentgleisungen führen können. Hierzu zählen bspw. Störungen des FS-Abbaus, oder der Ketogenese. (Stocker et al. 2019, S.544) Führt man sich dann die Veränderungen des Substratstoffwechsels vor Augen, welche sich im Alter ergeben, kommt es u.a. auch zu einer verminderten FS-Oxidation. (Küpper 2008, S. 550) In Anbetracht dessen, dass also die Möglichkeit einer Kontraindikation besteht, ist auch in dieser Hinsicht von der Methode abzuraten.

5. Empfehlungen für die Patientin

Um die Patientin hinsichtlich der anzuratenden Gewichtsreduktion zu unterstützen, sollte eine geeignete Alternative angeboten werden. Da die Patientin sportlich aktiv ist, keine gesundheitlichen Beschwerden bestehen und durchaus die Motivation besteht, das Ernährungsverhalten zu ändern, liegt das Hauptaugenmerk in diesem Fall auf der Ernährungstherapie.

Für eine kontinuierliche Gewichtsreduktion ist ein tägliches Energiedefizit von etwa 500 kcal anzustreben. Dies sollte primär durch eine reduzierte Fettzufuhr von 60 g/Tag umgesetzt werden. (DAG 2014 S.47f) Als geeignete Standardtherapie eignet sich dafür z.B. die energiereduzierte Mischkost, welche proteinreich, moderat fettreduziert und reich an komplexen KH ist. Die Makronährstoffverteilung entspricht etwa 15-20 % Protein, 30 % Fett und 50-55 % KH. Durch die Wahl komplexer KH-Träger und das große Nahrungsvolumen aufgrund eines hohen Obst- und Gemüseanteils wirkt die Diät entsprechend sättigend. Diese evidenzbasierte Methode ermöglicht außerdem eine ausreichende NS-Versorgung gemäß der D-A-CH-Referenzwerte und eignet sich sehr gut für eine langfristige Gewichtsabnahme. Die abwechslungsreiche Auswahl an LM bietet zudem Flexibilität und lässt sich entsprechend individueller Bedürfnisse anpassen. (Höfler, Sprengart 2012, S.350)

Um konkretere Aussagen bzgl. der anzustrebenden Kalorienzufuhr machen zu können, muss zunächst der GEB berechnet werden. Hierfür wird eine durchschnittliche Größe Deutscher Frauen von etwa 1,63 m angenommen, um so anhand des bekannten BMI von 31 kg/m², auf ein Gewicht von ca. 82 kg rückschließen zu können. Mit diesen Informationen lässt sich dann die Benedict-Harris Formel anwenden, mit welcher der GU bestimmt werden kann:

$$GU = 655,1 + 9,56 \times Gewicht\ (kg) + 1,85 \times Größe\ (cm) - 4,67 \times Alter\ (J)$$

Es ergibt sich ein GU von etwa 1430 kcal/Tag, welcher nun noch mit dem PAL multipliziert werden muss. Da sich die Klientin uneingeschränkt bewegen kann und wahrscheinlich auch körperlich aktiv ist, wird mit einem PAL von etwa 1,6 gerechnet. Dadurch kann ein GEB von etwa 2.300 kcal/Tag angenommen werden. (Höfler, Sprengart 2012, S.3f) Unter Berücksichtigung des anzustrebenden Kaloriendefizits von 500 kcal ergibt sich folglich ein täglicher Energiebedarf von 1.800 kcal.

Hinsichtlich des Proteinanteils empfiehlt die DGE ab dem 65. LJ eine Menge von 1 g/kg pro Tag, was in diesem Fall 82 g, also etwa 20 % der Kalorienmenge entspricht. (DGE 2017, o.S.) Dies stimmt also mit der empfohlenen Proteinmenge von 15-20 % im Rahmen der energiereduzierten Mischkost überein. Der Fettanteil sollte 30 % der GE, also 60 g nicht überschreiten. Der restliche Energiebedarf von etwa 50 % wird in Form von KH gedeckt. Dies entspricht einer Menge von etwa 210 g. Für die praktische Umsetzung empfiehlt sich z.b. die Wahl fettarmer Produkte, wodurch ein Energiedefizit erreicht wird, ohne dass dies einen Einfluss auf das Nahrungsvolumen hat. Hochwertige Öle, wie Oliven- oder Rapsöl tragen zu einem günstigen FS-Muster bei. Der Anteil an KH sollte durch Vollkornprodukte, Kartoffeln, Gemüse, Hülsenfrüchte und Obst gedeckt werden. Auch zuckerhaltige Produkte sollten nicht gänzlich verboten werden, sind jedoch in Maßen zu genießen. Alkohol ist nicht zuletzt wegen des hohen Energiegehalts von 7 kcal/g und der appetitanregenden Wirkung zu vermeiden. (Höfler, Sprengart, S.350ff)

In Bezug auf das fortgeschrittene Alter der Patientin sind Versorgungslücken bestimmter NS zu berücksichtigen. Bspw. stellen Studien eine häufige Mangelversorgung an Vitamin D fest. Durch regelmäßigen Fischverzehr kann der erhöhte Bedarf im Alter gedeckt werden. Auch Kalzium gilt bei Senioren als kritischer NS. Durch die Auswahl von kalziumreichem Mineralwasser und den regelmäßigen Verzehr von Milchprodukten, kann einem Mangel vorgebeugt werden. (Küpper 2008, S.552f)

Unter der Bedingung, dass entsprechende Vorgaben eingehalten werden, erfüllt diese Diätmethode alle Kriterien und bietet auch hinsichtlich individueller Vorstellungen keine Nachteile.

6. Fazit

Das Ziel dieser Arbeit bestand darin, die LOGI-Methode hinsichtlich ihrer Eignung als Gewichtsreduktionsdiät zu beurteilen und auf diese Weise darzustellen welche Kriterien dabei wesentlich sind.

Die Empfehlung einer Diät kann aus ernährungswissenschaftlicher Sicht bspw. nur dann ausgesprochen werden, wenn sich entsprechende Methoden als Langzeittherapie eignen, eine ausreichende NS-Versorgung gewährleisten und eine kontinuierliche Gewichtsreduktion ermöglichen. Um einen dauerhaften Erfolg zu erzielen muss die Diät außerdem den Wünschen und Gegebenheiten des Patienten entsprechen.

Bei genauerer Betrachtung der LOGI-Methode konnten in diesen Punkten einige Schwachstellen identifiziert werden. Fehlende Evidenzen, unbekannte Langzeitfolgen und mögliche Nebenwirkungen sind mitunter Gründe dafür, sich gegen die LOGI-Diät auszusprechen. Im Rahmen der Bewertung wurde jedoch auch die Relevanz individueller Faktoren deutlich. Persönliche Vorstellungen und gesundheitliche Gegebenheiten stellen z.b. Aspekte dar, welche die Beurteilung einer Diät maßgeblich beeinflussen können. Um eine Alternative aufzuzeigen, welche aus ernährungswissenschaftlicher Sicht zu empfehlen ist und auch bzgl. individueller Vorstellungen ein hohes Maß an Flexibilität bietet, wurde die energiereduzierte Mischkost vorgestellt.

Abschließend lässt sich festhalten, dass im Rahmen dieser Fallstudie verdeutlicht werden konnte, mit welch komplexer Vorgehensweise ein derartiger Beurteilungsprozess verbunden ist. Es scheint demnach nicht verwunderlich, dass Betroffene oft Schwierigkeiten dabei haben die Qualität und Eignung von Diätmethoden einzuschätzen.

IV. Literaturverzeichnis

BMEL - Bundesministerium für Ernährung und Landwirtschaft (2018): So will Deutschland essen. Ergebnisse einer repräsentativen Bevölkerungsbefragung. (URL: https://www.bmel.de/Shared-Docs/Downloads/DE/_Ernaehrung/Forsa_Ernaehrungsreport2019-Tabellen.pdf?__blob=publicationFile&v=3 [letzter Zugriff: 01.12.2020])

BMEL - Bundesministerium für Ernährung und Landwirtschaft (2019): So will Deutschland essen. Ergebnisse einer repräsentativen Bevölkerungsbefragung. (URL: https://www.bmel.de/Shared-Docs/Downloads/DE/_Ernaehrung/Forsa_Ernaehrungsreport2019-Tabellen.pdf?__blob=publicationFile&v=3 [letzter Zugriff: 01.12.2020])

DAG – Deutsche Adipositasgesellschaft (2014): Interdisziplinäre Leitlinie der Qualität S3 zur „Prävention und Therapie der Adipositas". (URL: https://www.awmf.org/uploads/ tx_szleitlinien/050-001l_S3_Adipositas_Pr%C3%A4vention_Therapie_2014-11-abgelaufen.pdf [letzter Zugriff: 01.12.2020]).

DGE - Deutsche Gesellschaft für Ernährung (2019): Getreide, Getreideprodukte und Kartoffeln. Vielfalt aus Korn und Knolle. (URL: https://www.dge-ernaehrungskreis.de/lebensmittelgruppen/getreide-getreideprodukte-und-kartoffeln/ [letzter Zugriff: 01.12.2020])

DGE – Deutsche Gesellschaft für Ernährung (2017): Ausgewählte Fragen und Antworten zu Protein und unentbehrlichen Aminosäuren. (URL: https://www.dge.de/wissenschaft/weitere-publikationen/faqs/protein/#c5277 [letzter Zugriff: 06.12.2020])

Fischer, T./Marquardt, T./Och, U. (2017): Ketogene Diäten – eine Herausforderung für Patienten und Fachkräfte. In: Ernährungsumschau, 63. Jg., Heft 8, S. 444–457.

Foster et al. (2010): Weight and Metabolic Outcomes After 2 Years on a Low-Carbohydrate Versus Low-Fat Diet. A Randomized Trial. (URL: https://www.ncbi.nlm.nih.gov/pmc/articles/PMC2949959/ [letzter Zugriff: 01.12.2020])

Groeneveld, M. (2004): Brauchen wir eine neue Ernährungspyramide? In: Ernährungsumschau, 51. Jg., Heft 8, S. 308-312.

Heilmeyer, P. (2008): Die LOGI-Methode. Paradigmenwechsel in der Ernährungstherapie metabolischer Erkrankungen? In: Ernährung & Medizin, 23. Jg., Heft 1, S. 20-25.

Holzapfel, C. (2013): Weight Watchers, Metabolic Balance, M.O.B.I.L.I.S., Schlank im Schlaf...Welche Abnehmprogramme sind seriös und für wen sind sie geeignet? In: MMW-Fortschritte der Medizin, 155. Jg., Heft 5, S.45-48.

Holzapfel, C./Eichhorn, C./Hauner, H. (2015): Abspecken – aber richtig! In: MMW Fortschritte der Medizin, 157. Jg., Heft 3, S. 54–60.

Höfler, E./Sprengart (2012): Praktische Diätetik. Wissenschaftliche Verlagsgesellschaft mbH, Stuttgart.

Johnstone, A. M. (2008): Effects of a high-protein ketogenic diet on hunger, appetite and weight lost in obese men feeding ad libitum. In: The American Journal of Clinical Nutrition, 87. Jg., Heft 1, S.44-55.

Kerschbaum, E. et al. (2020): Aktuelles zur ketogenen Diät. Tipps für die patientenzentrierte Kommunikation zwischen Arzt und Patient. In: Forum, 53. Jg., Heft 4, S.274-280.

Kister C./Korzcak, D. (2013): Wirksamkeit von Diäten zur nachhaltigen Gewichtreduktion bei Übergewicht und Adipositas. HRSG Deutsches Institut für Medizinische Dokumentation und Information, Schriftenreihe Health Technology Assessment, Köln.

Küpper, C. (2011): Trenddiäten. Die LOGI-Methode. In: Ernährung im Fokus, 11. Jg., Heft 10, S. 488-495.

Küpper, C. (2008): Ernährung älterer Menschen. Veränderungen im Alter und deren Auswirkungen auf Ernährungsverhalten und Nährstoffbedarf. In: Ernährungsumschau, 51. Jg., Heft 9, S.548-558.

Paoli, A. et al. (2013): Beyond weight loss: a review of the therapeutic uses of very-low-carbohydrate (ketogenic) diets. In: European Journal of Clinical Nutrition, 67. Jg., Heft 29, S. 789-796. (oder Internetseite: https://www.nature.com/articles/ejcn2013116/#Sec20)

Stocker, R. K. et al. (2019): Ketogene Diät: evidenzbasierte therapeutische Anwendung bei endokrinologischen Erkrankungen. (URL: https://econtent.hogrefe.com/doi/full/10.1024/1661-8157/a003246 [letzter Zugriff: 06.12.2020])

Strohm, D. (2013): Glykämischer Index und Glykämische Last – ein für die Ernährungspraxis des Gesunden relevantes Konzept? Wissenschaftliche Stellungnahme der DGE. In: Ernährungsumschau, 59. Jg., Heft 1, S. 26-38.

Westerterp-Plantenga, M. S. et al. (2009): Dietary Protein, Weight Loss, and Weight Maintenance. In: Annual Review of Nutrition, 29. Jg., Heft 8, S. 21-41.

BEI GRIN MACHT SICH IHR WISSEN BEZAHLT

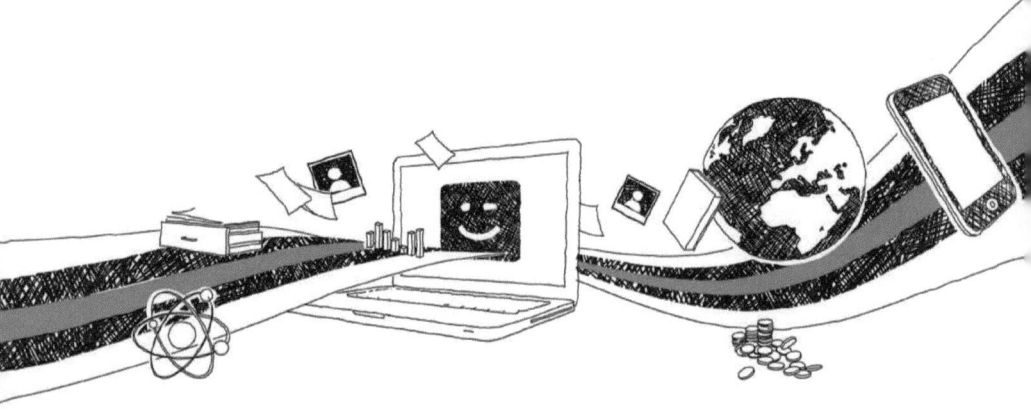

- Wir veröffentlichen Ihre Hausarbeit,
  Bachelor- und Masterarbeit

- Ihr eigenes eBook und Buch -
  weltweit in allen wichtigen Shops

- Verdienen Sie an jedem Verkauf

Jetzt bei www.GRIN.com hochladen
und kostenlos publizieren

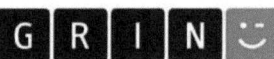